OPÉRATION D'OVARIOTOMIE

SUIVIE DE GUÉRISON.

OPÉRATION

D'OVARIOTOMIE

SUIVIE DE GUÉRISON

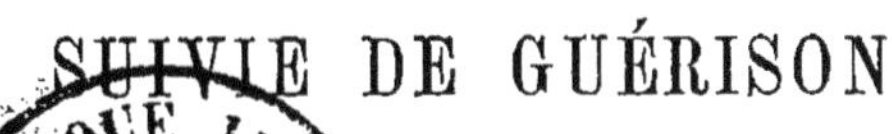

PAR

M. LE Dr DESGRANGES

Ex-chirurgien en chef de l'Hôtel-Dieu,
Professeur de clinique chirurgicale à l'École de médecine,
Membre de l'Académie des sciences, belles-lettres et arts de Lyon,
Et de la Société impériale de médecine de la même ville,
Correspondant de la Société de chirurgie de Paris,
Etc., etc.

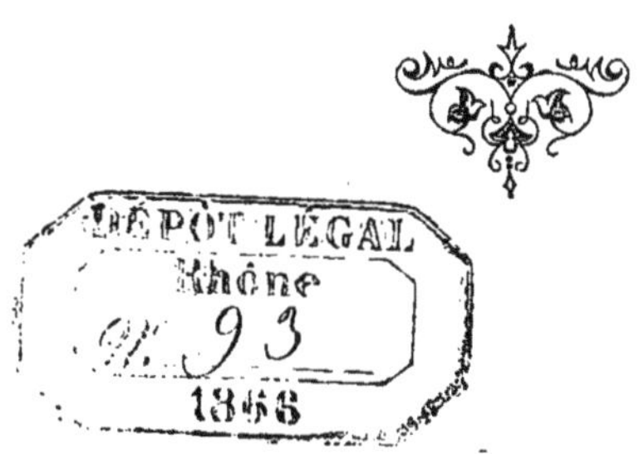

LYON

IMPRIMERIE D'AIMÉ VINGTRINIER

Rue Belle-Cordière, 14

1866

OPÉRATION D'OVARIOTOMIE

SUIVIE DE GUÉRISON.

---

*Kyste biloculaire de l'ovaire droit. — Liquide fortement al-
bumineux et hématique. — Ponction. — Amélioration
passagère à la suite de cette opération. — Reproduction
du liquide. — Développement rapide de la seconde poche.
— Etat général gravement menacé. — Ovariotomie. —
Guérison en 28 jours. — (Observation recueillie par M. le
docteur* CHRISTOT.)

Clémentine C...., âgée de 21 ans, est d'un tempérament
lymphatique sanguin et d'une constitution robuste. *Mens-
truée* à quatorze ans, elle n'a cessé depuis de l'être très-
régulièrement. Aujourd'hui les règles fluent aussi abon-
damment qu'aux jours qui ont précédé l'éclosion du mal.
Depuis le mois de mai seulement, elles s'accompagnent d'un
sentiment pénible de pesanteur à l'hypogastre et de dou -
leurs de reins, parfois assez violentes. Leur durée habituelle
est de cinq jours.

La santé générale de Clémentine C.... a toujours été
bonne, à l'exception des troubles occasionnés dans ces der-

niers temps par l'affection qui nous occupe et d'une fièvre typhoïde très-bénigne qu'elle eut à l'âge de dix ans.

Le *début* de la maladie actuelle a été insidieux, et ce que nous apprenons à ce sujet est très-incomplet. A 17 ans, douleurs vagues dans tout le ventre, se faisant sentir de préférence dans le flanc gauche, pesanteur hypogastrique; augmentation régulière de l'abdomen, qui tout d'abord fut prise pour de l'embonpoint; voilà les seuls renseignements que nous obtenons sur la période initiale de l'affection ovarique. A 18 ans, les douleurs abdominales deviennent un peu plus vives, sans que la dilatation du ventre soit sensiblement plus rapide.

Jusque là, la malade est peu inquiète de son état; malgré une gêne légère dans les exercices à grands efforts musculaires, elle peut, sans trop de difficulté, vaquer aux rudes occupations de la campagne. L'état général n'a, du reste, reçu aucune atteinte : l'appétit est conservé, les digestions sont bonnes, la respiration libre. Au mois de mars 1863, les choses changent notablement, et c'est seulement à partir de cette époque, que la malade prend son état en sérieuse considération ; aussi nous donne-t-elle, sur les périodes qui suivent celle-ci, des renseignements nets et précis, parfaitement corroborés par l'état actuel.

Ainsi, au mois de mars 1863 : marche ascendante du mal. L'abdomen prend rapidement des proportions plus considérables ; tout exercice, facile en d'autres temps, devient fatigant en celui-ci ; la moindre constriction abdominale est difficilement supportée, et la malade doit renoncer à se serrer la taille. Les digestions se troublent; l'appétit disparaît; la plénitude de l'estomac, péniblement tolérée occasionne des tiraillements épigastriques, des nausées, des envies de vomir, mais jamais cependant de vomissements.

Ces troubles physiologiques, ces digestions languissantes amènent un amaigrissement rapide et général.

Au bout de quelque temps cependant, et probablement

sous l'heureuse influence du repos, la santé générale s'amende. La malade peut reprendre ses occupations, grâce surtout à ce que son ventre n'est le siége que de faibles douleurs, bien qu'il ne cesse pas un seul instant de s'accroître. Néanmoins, les travaux auxquels elle se livre ne s'accomplissent qu'avec de grandes fatigues ; la flexion répétée du tronc est surtout douloureuse.

Clémentine C.... languit ainsi, avec des intermittences de mieux et de plus mal, *jusqu'au mois de mars* 1865, époque à laquelle, sous l'influence de fatigues répétées, les symptômes s'aggravent au point que le repos absolu et le séjour au lit deviennent une impérieuse nécessité. Le développement du ventre avait été rapide pendant les derniers jours d'avril ; au commencement de mai, les douleurs prennent une acuité insolite. Indépendamment de ces douleurs, à peu près limitées à la masse pathologique, il en survient d'autres dans l'hypocondre droit ; elles occupent une très-petite étendue et persistent seulement pendant une quinzaine de jours.

A ce moment de la maladie, la respiration devient difficile et quelques quintes de toux, symptômes d'une bronchite légère, amènent une sensation de déchirement douloureuse dans tout l'abdomen, mais surtout dans le flanc et la fosse iliaque gauches.

Les symptômes nerveux locaux se calment sous l'influence d'applications réitérées de topiques, mais l'accroissement abdominal ne persiste pas moins dans sa marche envahissante.

Au mois de septembre elle vient à Lyon, se confier au soins de M. Desgranges. Le ventre présente une dilatation énorme ; le kyste dépasse de beaucoup l'ombilic et confine les intestins à la partie supérieure de l'épigastre, dans les parties les plus profondes du flanc et de la fosse iliaque, où la percussion les décèle. Tout le côté gauche de l'abdomen, si ce n'est l'hypocondre, est absolument mat.

Le ventre n'est pas uniformément développé, il présente trois lobes avec sillons interlobaires assez largement accentués. L'un de ces lobes, le plus inférieur, est situé à droite et au-dessous de l'ombilic ; les deux autres au-dessus et de chaque côté de cette cicatrice. La respiration est difficile. Le foie, la rate et une partie de l'intestin sont notablement refoulés dans la cage thoracique. Pendant les inspirations, la tumeur paraît se déplacer légèrement et faire plus de saillie vers la région hypogastrique et iliaque. La paroi abdominale se soulève régulièrement à chaque mouvement inspirateur, et les sillons interlobaires disparaissent alors complètement. La défécation s'effectue sans douleur ; la miction est normale, seulement dans ces derniers temps les urines ont été très-rares.

L'état général est gravement menacé.

Le sommeil et l'appétit sont perdus ; les digestions, mauvaises surtout depuis une huitaine de jours, s'accompagnent de hoquet, de nausées, d'envies de vomir, qui retentissent douloureusement dans les régions abdominales. La malade, si forte jusqu'à présent, est triste et découragée. Les traits amaigris, altérés et profondément abattus, trahissent aussi bien l'aggravation de son mal que les inquiétudes de son esprit. Elle veut à tout prix une intervention chirurgicale rapide et efficace.

Le 6 septembre, M. Desgranges fait, dans le flanc gauche, *une ponction* qui évacue *dix-huit litres* d'un *liquide filant, très-albumineux*, *nuance chocolat*, qu'on ne peut mieux comparer qu'à de la glycérine pour de la consistance.

L'aspect trilobé du ventre fait craindre un moment un kyste multiloculaire ; il n'en est rien cependant, et aussitôt qu'une certaine quantité de liquide est évacuée, les bosselures s'affaissent et la poche se vide complètement par la même ouverture, mais avec beaucoup de lenteur, à cause de l'état glutineux du liquide ovarique. Les parois abdominales, très-flasques après l'opération, se mobilisent facilement sur le kyste ; l'ombilic n'est point entraîné dans son mouvement de retrait, et il obéit suffisamment aux impulsions qui lui sont communiquées pour qu'on puisse affirmer qu'il n'a pas encore contracté d'adhérences avec le kyste.

Examiné au microscope, le liquide présente : 1° une grande quanté d'hématies altérées, décolorées, à bords irréguliers, frangés et déchiquetés, isolées ou empilées assez uniformément les unes au-dessus des autres ; 2° de nombreux amas finement granuleux d'hématosine ; 3° une notable quantité d'éléments jaunâtres, sphéroïdaux, granulés, sans noyaux apparents, d'une forte réfringence, mesurant de 0,008 mil. à 0,01 c. et propres aux liquides des kystes ovariques ; 4° des cellules épithéliales incomplètes, irrégulières et graineuses ; 5° de larges plaques de cholestérine.

La malade garde le lit après la ponction. Un bandage soutient méthodiquement l'abdomen. Aucun ébranlement ne résulte de l'opération ; et, chose importante, les douleurs abdominales se calment comme par enchantement.

Six jours après, Clémentine C.... se lève et marche sans trop de difficulté. Mais déjà on peut constater la reproduction du liquide, et le bandage qui n'a pas été serré depuis son application, loin de se trouver trop large, doit, au contraire, être relâché davantage. Malgré cette circonstance fâcheuse et si instructive pour le traitement, la ponction a quelques résultats fort heureux. Les grandes fonctions en sont favorablement impressionnées : le sommeil reparaît, l'appétit fait de même et acquiert de très-grandes proportions. Les digestions cessent d'être pénibles et ne s'accompagnent plus de cette pesanteur épigastrique, autrefois conséquence obligée de toute ingestion alimentaire. La malade favorise cette heureuse amélioration par un exercice modéré, si bien qu'au bout de très-peu de jours ses forces renaissent, son visage se colore et perd son expression de tristesse et de découragement ; elle récupère même un léger degré d'embonpoint. Et cependant le ventre continue à grossir avec une effroyable rapidité.

Depuis quelques jours, l'état général est de nouveau menacé. Clémentine C... voit reparaître les malaises généraux et locaux, indices certains d'une aggravation du mal. Aussi M. Desgranges n'hésite-t-il pas à recourir immédiatement à l'ovariotomie.

Voici les conditions que présente la malade le jour de son opération.

ÉTAT LOCAL. L'abdomen est irrégulièrement distendu par une *masse liquide*, qui dépasse l'ombilic de trois travers de doigt et qu'on parvient assez facilement à délimiter, grâce à la mollesse des parois abdominales. *Elle est bilobée* et sans parties solides appréciables. Son volume égale à peu près la moitié de celui qu'elle avait au moment de la ponction. Les mensurations suivantes donnent une idée exacte de ses dimensions.

La circonférence abdominale, prise à son point le plus excentrique, présente 0,98 cent.

L'arc sterno-pubien 0,41 cent.

L'arc bis-iliaque 0,48 cent.

Cette masse se laisse déprimer à sa partie centrale, et le liquide quelle renferme se repartit alors également sur tous les points de son étendue. La *fluctuation* y est donc très-manifeste et l'on perçoit facilement l'*ondée de retour*.

L'ombilic n'est point rétracté, et la paroi abdominale se mobilise sans difficulté sur la tumeur. Cette dernière obéit elle-même aux *mouvements de latéralité* qu'on lui imprime, sans entraîner l'ombilic, sans occasionner de douleur ni de tiraillement sur le trajet de l'intestin dans l'hypogastre, dans les hypocondres et dans la région épigastrique. *La miction et la défécation* sont normales et complètement indolores. Sous l'influence de deux purgatifs, qu'elle a pris ces jours passés, la malade est allée très-fréquemment à la selle sans ressentir autre chose que ces coliques très-légères, inhérentes à toute purgation.

La tumeur remonte plus haut du côté gauche que du côté droit. Cette différence de niveau se révèle surtout par la *percussion*, qui donne une sonorité beaucoup plus étendue à droite. Comme avant la ponction, les intestins sont confinés principalement dans l'épigastre, dans l'hypocondre droit et dans la partie la plus profonde du flanc et de la fosse iliaque du même côté. Une sonorité très-limitée, et, pour ainsi dire linéaire, trahit seule la présence de quelque portion d'intestin dans l'hypocondre gauche.

Le système veineux cutané du ventre et des membres inférieurs ne présente rien de particulier à noter.

En face de cette analyse, à peu de chose près, complète de l'état local, à laquelle la malade se prête avec une grande obligeance; après l'exploration très-précise de l'abdomen, faite à la suite de la ponction exploratrice, nous croyons pouvoir nous abstenir des touchers vaginal et rectal.

SYMPTÔMES PHYSIOLOGIQUES. Les digestions se font très-bien, nous l'avons déjà dit. Depuis quelques jours seulement l'appétit a diminué.

Aucun trouble du côté de l'appareil circulatoire ; le pouls est d'une force moyenne, très-régulier, à 68 p.

La respiration n'a cessé d'être libre depuis la ponction.

Le moral est excellent. La malade est pleine de force et de résolution et voit approcher sans terreur le moment de l'opération.

Celle-ci est pratiquée en présence de MM. les docteurs Piachaud et Dufrêne, de Genève, de MM. Quesnoy et Mar-

tenot de Cordout, chirurgiens principaux des hôpitaux mi-
litaires, de MM. les docteurs Bouchacourt, Chauvin, Chris-
tôt, et Horand.

OPÉRATION. La malade préparée, à l'aide de deux légers
purgatifs, est opérée en ville, le 4 novembre, dans une
habitation convenablement aérée et située loin de tout
foyer nosocomial.

On la place sur une table horizontale, la tête légèrement
soulevée, les membres abdominaux étendus et soigneusement enveloppés dans des couvertures chaudes.

Ethérisation, troublée, dès les premières inspirations
anesthésiques, par quelques envies de vomir et des vomissements muqueux peu abondants. Le calme se rétablit sans
difficulté et l'on commence les manœuvres opératoires.

Premier temps. M. Desgranges, placé à la droite de la
malade, fait sur la ligne médiane une incision de six centimètres, commençant à trois travers de doigt au-dessous de
l'ombilic. Il divise méthodiquement la peau, le tissu sous
cutané, l'aponévrose et le tissu cellulaire sous péritonial,
assez fortement chargé de graisse. On lie, chemin faisant,
quatre troncs veineux de petit calibre.

Deuxième temps. Le péritoine, une fois reconnu, est
ponctionné avec ménagement à l'aide du bistouri et incisé
sur la sonde cannelée, dans toute la longueur de la plaie
extérieure. Aussitôt sa division effectuée, on apperçoit la
paroi du kyste qui tend à se précipiter au-dehors.

Troisième temps. Alors, tandis qu'un aide maintient solidement la tumeur, en lui imprimant un mouvement d'impulsion de haut en bas, M. Desgranges enfonce, par un
mouvement brusque, dans la poche qui se présente, le tro-

quart à ovariotomie de M. Charrière. L'instrument pénètre
sans difficulté et donne immédiatement issue à un liquide
très albumineux, qui s'écoule, à l'aide d'un tube de caout-
chouc, dans un récipient placé au-dessous du lit de la ma-
lade·

A mesure que le liquide s'échappe, le retrait de la poche
kystique tend à la faire rentrer dans l'abdomen. L'aide qui
comprime les parois abdominales rend alors son impulsion
expultrice plus énergique; en même temps, M. Desgranges
maintient solidement au-dehors la paroi de la tumeur en la
fixant soit avec la griffe qu'il a fait ajouter au troquart de
M. Charrière, soit à l'aide de pinces à mords plats qu'il confie
à des aides. On exerce des tractions modérées sur la masse
ovarique qui solidement fixée, continue à se vider lente-
ment sans répandre son contenu dans la cavité péritoniale.

A ce moment de l'opération surviennent des vomissements qui soulèvent violemment les parois abdominales, et
impriment à la tumeur des secousses qui la font saillir plus
fortement à travers les lèvres de la plaie et précipitent la sortie
du liquide. Ces vomissements se calment rapidement, grâce
à une éthérisation bien ménagée, et l'évacuation du contenu
kystique continue, sans qu'on ait à regretter sa chute dans
la cavité de l'abdomen.

Pendant que la tumeur se vide, on sent qu'elle ne s'affaisse
point aussi complètement qu'à la ponction de septembre;
on ne tarde pas à découvrir à gauche, une seconde poche
moins volumineuse que la première, et dont les dimensions
ne dépassent pas celles d'une tête d'enfant de cinq ou six
ans.

Quatrième temps. La première poche, en grande partie
évacuée, est attirée au dehors. M. Desgranges introduit
alors la main droite dans l'abdomen, décolle les faibles adhérences pariétales, résultat de la ponction, et exerce sur la
masse des tractions méthodiques, dans le but d'entraîner au

niveau de la plaie la seconde poche kystique et de la ponctionner. Au même moment, les accès de vomissements reparaissent et projettent brusquement au dehors la masse ovarique tout entière.

Cette dernière apparaît *recouverte par une large écharpe d'épiploon*, adhérant sur une étendue de 20 ou 25 centim. Les désagréments de cette complication sont compensés par les avantages d'un pédicule très-long, très mobile, très-étroit, ayant à peine le diamètre de l'extrémité de l'auriculaire. Le kyste et l'épiploon sortent seuls de la cavité péritonéale ; les intestins ne se montrent même pas à la plaie, soigneusement maintenus qu'ils sont par une compression graduelle de la paroi abdominale.

Les adhérences épiploïques sont rompues avec ménagement ; une partie de l'épiploon est rentrée dans l'abdomen ; ses points les plus compromis sont sectionnés, après ligature en masse de la partie saine qui est laissée à l'angle supérieur de la plaie.

Cinquième temps. Le pédicule est saisi à un ou deux centimètres de son point d'insertion et vigoureusement étreint entre les deux branches d'un clamp. La constriction étant jugée assez forte, M. Desgranges le sectionne à un centimètre au-dessus de l'instrument, sans qu'il se produise d'hémorrhagie. On réduit dans l'abdomen la plus grande portion du pédicule. La valeur d'une telle précaution est facile à comprendre.

Ces temps principaux de l'opération une fois effectués, la cavité abdominale est soigneusement abstergée avec des éponges très-fines, très-douces et préparées pour cet usage. La quantité très-minime de sang qui s'écoule de la plaie est étanchée avec soin ; on enlève avec une attention minutieuse tous les caillots sanguins retenus dans la plaie ou tombés dans l'abdomen ; on arrache les ligatures veineuses posées au début de l'opération ; on lie à l'extrémité inférieure de la plaie un lambeau assez épais de fascia sous péritonéal, et l'on procède à la suture.

Sixième temps. Les lèvres de la plaie sont réunies à l'aide de quatre points de suture entortillée, qui pénètrent profondément à leur base de façon à affronter régulièrement les bords de la couche péritonéale. L'épingle supérieure embroche la ligature épiploïque et l'épingle inférieure le pédicule ovarique.

Un rapprochement plus immédiat des parties superficielles de la plaie se fait avec quatre nouveaux points de suture entortillée, qui alternent avec les précédents. On emploie, pour les premiers, de grandes épingles d'acier doré, et, pour les secondes, des épingles ordinaires. Enfin, pour se mettre à l'abri de toute fuite imprévue du pédicule, on le fixe plus solidement encore à l'aide de trois épingles qui sont enfoncées dans la portion qui dépasse le compas compresseur.

Deux tempons de perchlorure de fer sont placés, l'un à la partie supérieure de la plaie, au niveau de la ligature épiploïque, l'autre, tout autour du pédicule, dont il est destiné à produire la prompte momification.

L'opération, commencée à neuf heures moins le quart, est terminée à neuf heures et demie. Pendant ce laps de temps, l'état général n'a cessé d'être satisfaisant. Quelques vomissements sont seuls venus troubler l'éthérisation, encore ont-ils été favorables à l'opération elle-même, puisque une première fois ils ont pressé la sortie du liquide cystique, et qu'une seconde ils ont été le principal agent d'expulsion de la tumeur au dehors.

Clémentine C.... tout à fait réveillée, est replacée dans son lit avec tous les ménagements désirables. Elle accuse quelques douleurs abdominales plus vives au niveau de la plaie, mais en définitive très-supportables. Les extrémités sont chaudes, le pouls est à 78, 80, régulier et modérément ferme. Quelques nausées viennent encore troubler cette tranquillité parfaite, mais elles disparaissent bientôt, sans avoir été suivies de vomissements.

Le lit, dans lequel la malade est déposée, est convenablement chauffé. Des boules d'eau chaude sont placées aux pieds et le long des membres inférieurs. Le ventre est recouvert d'un linge plié à quatre doubles et d'une toile cirée sur laquelle sont placées deux vessies pleines de glace. On administre quelques cuillerées de vin de malaga, qui sont prises avec plaisir.

SUITES DE L'OPÉRATION. — A deux heures, la réaction s'établit franchement. Le pouls s'élève et atteint 98, 100 ; la peau devient halitueuse ; le visage se colore, et la malade accuse une céphalalgie légère. La soif est modérée ; on l'étanche à l'aide de petits morceaux de glace.

A huit heures du soir, l'état est sensiblement le même. Le pouls est à 100, 104, fort, plein, mais régulier. La céphalalgie n'a pas persisté, et la malade a déjà pu s'assoupir pendant deux heures. Le ventre est indolore, fortement affaissé et comme collé contre la colonne vertébrale. La respiration est douce et facile ; les grandes inspirations n'amènent aucun sentiment pénible. Pas de vomissements, pas de nausées, pas d'envies de vomir ; sensation générale de bien-être.

La malade prend une potion avec 10 grammes d'acétate d'ammoniaque et 10 centigrammes d'acétate de morphine. Elle passe une nuit très-calme et goûte un sommeil paisible pendant cinq ou six heures.

5 *novembre*. — Le matin, l'état est des plus satisfaisants. Le pouls est à 102, 104, la peau chaude et humide, la soif un peu plus vive que la veille.

Le ventre est toujours affaissé et indolore. Les douleurs de la plaie sont insignifianntes.

La malade urine trois fois dans la journée sans difficulté et sans douleur. Ses urines sont limpides et peu abondantes.

Le soir, à partir de six à sept heures, excitation légère, élévation du pouls, qui bat 118 et 120 ; peau plus chaude, soif surtout plus vive, céphalalgie assez intense.

Ventre toujours affaissé et sans douleur.

On ajoute 20 centigrammes de poudre de digitale à la potion de la veille.

6 novembre. — La légère exacerbation de la veille a été de courte durée. La nuit s'est passée très-calme ; le sommeil a été paisible et a duré plus longtemps encore que la nuit précédente.

Le matin, la malade est tranquille ; le pouls est à 105, la peau chaude, mais très-humide, la soif encore vive.

Le soir nouvelle excitation fébrile qui est tout à fait insignifiante et ne dure que très-peu de temps.

Ventre toujours aussi affaissé, sans coliques, sans douleur à la pression. Pas de rougeur, pas de gonflement de la plaie, qui elle-même est indolore.

On renouvelle deux fois par jour les tampons de perchlorure de fer.

Bouillon et glace.

Potion à l'acétate de morphine, à l'acétate d'ammoniaque et à la poudre de digitale.

La nuit est bonne ; le sommeil long et tranquille.

7 novembre. — Le matin, le pouls est à 96, 98, toujours plein et régulier. La soif s'est calmée depuis hier. La respiration est facile et sans douleur abdominale. Le visage est légèrement coloré et l'expression de la physionomie excellente. La malade accuse de l'appétit, et un litre de bouillon, absorbé dans la journée, parvient à peine à le satisfaire.

Le ventre, encore affaissé et mat, n'est le siége d'aucune douleur. La miction est régulière et indolore.

La suppuration s'est établie dans les parties les plus su-

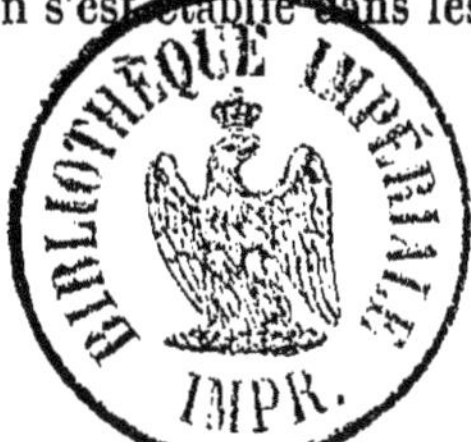

perficielles de la plaie qui laisse suinter une faible quantité de pus de bonne nature. La partie étranglée du pédicule est desséchée et n'exhale aucune mauvaise odeur. On enlève le clamp, dont le contact permanent avec la plaie ne peut que retarder la cicatrisation, sans que l'instrument lui-même présente de grands avantages.

On change matin et soir les tampons de perchlorure, et chaque fois on lotionne la plaie avec une solution très-faible de sulfate de fer. Les vessies pleines de glace, placées sur l'abdomen, sont renouvelées toutes les fois que leur température commence à s'élever.

On administre dans la soirée la même potion que les jours précédents.

8 novembre. — La nuit a été excellente, le sommeil très-paisible a duré depuis le soir, à neuf heures, jusqu'au matin, presque sans interruption. Le pouls est à 94, 96, régulier, modérément fort, la peau chaude et d'une douce moiteur.

L'appétit de la veille s'est encore accru aujourd'hui ; la langue est humide, bien dépouillée sur les bords, un peu muqueuse sur la ligne médiane.

L'état du ventre est toujours très-satisfaisant ; pas de coliques, pas de douleur au niveau de la plaie, qui a le meilleur aspect. Pression indolore. Matité à la percussion, bien que l'affaissement de la paroi abdominale soit moins prononcé que les jours précédents.

Bouillon dans le courant de la journée ; potage matin et soir.

Pansement et potion *ut suprà*.

9 novembre. — La journée se passe comme les précédentes dans la tranquillité la plus parfaite. — Le pouls est, comme hier, à 94, 96 , la chaleur de la peau moins grande, la soif presque entièrement calmée.

Le soir, la malade va deux fois du ventre, grâce à un lavement purgatif (décoction de guimauve, 450 gr., sulfate de soude, 20 gr., miel de mercuriale, 50 gr.). Ces deux selles s'effectuent facilement, sans douleur et sans tiraillement abdominal.

Pansement, potion et régime *ut suprà*.

10 *novembre*. — L'état de parfaite quiétude dont la malade a joui jusqu'ici est momentanément troublé. La nuit a été moins calme que d'habitude, le sommeil moins tranquille. Le pouls est brusquement monté à 118, 120. La malade accuse des coliques légères et des points dans les côtés de l'abdomen aussi bien qu'à la région ombilicale. Elle a vomi, ce matin, après avoir pris quelques cuillerées de potage. Il est vrai qu'elle avait éprouvé quelques secousses pendant qu'on la transportait sur un autre lit, pour pouvoir refaire le sien. Au reste, le vomissement s'est effectué sans effort, sans fatigue, sans douleur du côté de l'abdomen.

Le ventre, encore affaissé la veille, est, ce matin, sensiblement météorisé ; il est sonore à la percussion, mais il continue à être tout à fait indolore à la pression. L'intestin est distendu par une notable quantité de gaz, qu'on évacue à l'aide d'une sonde en gomme de gros calibre et d'un lavement purgatif.

La malade se trouve aussitòt soulagée, le calme reparaît, la soirée et la nuit se passent bien ; le sommeil est aussi long et aussi paisible que les jours précédents.

Bouillon dans le courant de la journée, potage matin et soir.

Pansement et potion *ut suprà*.

11 *novembre*. — Le matin, la malade est tranquille. Les douleurs de l'abdomen ont disparu ; le ventre est de nouveau affaissé et mat à la percussion. Le pouls est encore à 112 et 114.

M. Desgranges enlève les points de suture superficielle et deux des épingles de la suture profonde.

La plaie est complètement réunie, si ce n'est dans sa partie cutanée et au niveau du pédicule. Une induration étendue et profonde est le meilleur garant de la solidité de la réunion. La suppuration est peu abondante et de bonne nature. Le pédicule n'exhale aucune odeur désagréable.

Régime et prescription *ut suprà*.

12 *novembre*. — Le pouls est retombé à 96, 98. La nuit précédente a été bonne, paisible, et à peu près complètement occupée par le sommeil.

Le matin, M. Desgranges enlève les deux dernières épingles.

Le ventre est toujours sans tension, sans météorisme, sans sonorité à la percussion, sans douleur à la pression.

L'appétit est progressif; la plénitude de l'estomac est parfaitement supportée ; les digestions sont rapides et faciles ; aujourd'hui la malade a eu, sans douleur aucune, une selle spontanée.

Bouillon, potages, poulet, eau rougie.

On supprime la potion du soir, on donne seulement un lavement laxatif dans la matinée.

Pansement *ut suprà*.

14, 15 *et* 16 *novembre*. — La ligature épiploïque tombe le 14. Le 15, la plaie est presque complètement cicatrisée. Il reste encore deux surfaces suppurantes de peu d'étendue : l'une évasée en entonnoir, située au niveau de la ligature, tombée aujourd'hui; l'autre sur les limites de la partie mortifiée du pédicule, qui n'est point encore détachée, mais dont la momification est complète. Le 16, le pouls est tombé à 74, 76. La peau est fraîche, la langue bonne, la soif normale, l'appétit très-vif.

La plénitude de l'estomac n'est nullement pénible ; les aliments sont facilement digérés ; les selles et la miction s'effectuent avec toute facilité et sans aucune douleur.

Le 16, toute la partie comprise entre les deux parties des extrémités de la plaie est sèche et complètement cicatrisée. La surface située autour du pédicule, loin de se fermer régulièrement, comme le reste de la solution de continuité, s'est, au contraire, étendue depuis deux ou trois jours, mais dans des limites très-restreintes. La suppuration qu'elle donne est de bonne nature et en petite quantité.

Potages, poulet matin et soir, œufs, côtelettes, eau rougie aux repas.

Pansement à la teinture d'iode.

Lavement laxatif dans la matinée.

Du 17 au 21 novembre. — Les règles ont apparu dans la nuit du 16 au 17. Elles sont venues sans douleur et continuent à couler de même. Elles se tarissent le 21, après avoir été aussi abondantes qu'avant l'opération, et sans s'être accompagnées d'aucun malaise pendant ces quatre jours.

Le 19, *le pédicule se détache* dans la soirée. Il laisse après lui un petit mamelon turgescent, à surface bleuâtre et bourgeonnante, à suppuration peu abondante.

Toute la partie supérieure de la plaie, y compris le pertuis correspondant à la ligature épiploïque, forme une cicatrice solide, déjà rétractée, de près d'un centimètre, dans le sens de la longueur.

Cinq repas par jour, faits avec poulet, côtelettes, œufs, pruneaux et eau rougie ; un sommeil qui dure chaque nuit de 8 heures du soir à 6 heures du matin, peuvent seuls donner une idée exacte de l'état général de la malade. Aussi les forces ont-elles rapidement reparu. L'embonpoint est devenu général ; les parois abdominales n'ont pas été les dernières à en profiter, et la cicatrice se trouve maintenant au niveau des téguments de l'abdomen qu'elle dépassait autrefois.

Cautérisation au nitrate d'argent de la surface encore ulcérée du pédicule et de celle qui l'environne ; pansement à la teinture d'iode.

Du 21 novembre au 2 décembre, les forces s'accroissent encore, toutes les grandes fonctions s'accomplissent avec une parfaite régularité ; la petite plaie se cicatrise avec moins de lenteur et le 2 décembre, l'état général et l'état local sont jugés tellement satisfaisants que la malade se lève pour la première fois.

Elle hasarde quelques pas dans sa chambre, avec le secours de deux personnes qui la soutiennent de chaque côté, et reste assise pendant trois heures sans ressentir d'autres malaises que ceux qui accompagnent inévitablement les premiers pas d'un convalescent. Le ventre est convenablement soutenu à l'aide d'un bandage de corps.

Les jours suivants, Clémentine C... se lève pendant 3, 4, 5 et 6 heures sans éprouver de fatigue. Au contraire, chaque jour amène avec lui de nouvelles forces, et le 6 décembre, époque à laquelle nous voyons la malade pour la dernière fois, elle se lève et marche sans le secours de personne.

La plaie est complètement fermée. La cicatrice, linéaire et très-régulière, s'est rétractée, suivant sa longueur, au point de ne mesurer que quatre centimètres, et il est difficile d'imaginer que l'incision dont elle est la conséquence ait été suffisante pour l'extirpation d'une grosse tumeur ovarique. Elle est profondément indurée à sa base, sans être déprimée et tiraillée en arrière en infundibulum. Indolore dans toute son étendue, elle suit la paroi abdominale dans les mouvements qu'on lui imprime et se soulève régulièrement avec elle pendant les fortes inspirations.

Les fonctions digestives se font à merveille. L'appétit est dévorant ; les digestions sont rapides sans coliques, sans douleur ni tiraillement abdominal. Miction et défécation normales.

Dès aujourd'hui (2 décembre), le succès peut donc à bon droit être considéré comme définitif.

18 décembre. — Clémentine C... est présentée à la Société de médecine de Lyon.

EXAMEN DE LA TUMEUR.

Complètement débarrassé de son liquide, le kyste pèse 1,350 grammes.

Distendu à l'aide de l'insufflation et mesuré suivant sa plus grande circonférence, il offre 92 centimètres.

Il est formé par deux loges indépendantes, très-distinctes par le volume, la forme, le liquide contenu, aussi bien que par un grand nombre de particularités de structure.

A. *Poche principale.* — C'est elle qui occupait la presque totalité de l'abdomen. Elle s'engageait assez profondément dans le petit bassin ; aussi présente-t-elle à sa partie inférieure une extrémité de forme conique, qui lui permettait de se loger dans l'excavation pelvienne, où elle était libre d'adhérence et retenue seulement par son pédicule.

La direction était oblique de droite à gauche et d'arrière en avant.

Elle contenait six litres de liquide.

Ses dimensions donnent une idée exacte de son volume : sa circonférence, mesurée suivant le plus grand diamètre, est de 69 centimètres ; son épaisseur de 15 centimètres. Elle est donc fortement aplatie, et cet aplatissement se trouvait être dans le sens antéro-postérieur de l'abdomen, alors que les grands diamètres étaient dirigés dans le sens bi-latéral.

Les parois de ce premier kyste sont d'une épaisseur inégale qui varie entre 0^m,004 et 0^m,012. La partie la moins épaisse correspond à la cloison de séparation des deux poches.

D'une consistance fibroïde et d'une élasticité presque nulle, le tissu qui forme ces parois est d'un blanc mat, présentant çà et là de petites plaques gris jaunâtre et des foyers apoplectiques, rares et de minimes dimensions.

1° La face externe de la paroi est lisse sur la plus grande partie de son étendue. En avant et suivant une ligne oblique de droite à gauche et de bas en haut, le kyste étant dans sa position naturelle, existent des lambeaux de tissu cellulo-graisseux, vestiges des adhérences contractées avec l'épiploon. Ce dernier a été emporté dans la plus grande partie de son étendue par l'opération; il occupait sur la masse pathologique un espace linéaire de 25 centimètres.

L'épiploon, ainsi enlevé, est médiocrement chargé de graisse. Il est d'une grande friabilité, et les efforts qu'on fait pour l'étendre suffisent à le déchirer. De gros troncs veineux, gorgés de sang, circulent dans son épaisseur. Ils aboutissent à une série régulière de vaisseaux, qui se continuent à plein canal avec ceux appartenant en propre au kyste. Une injection d'eau colorée, poussée par une veine du pédicule, pénètre facilement le réseau veineux de la paroi et sort en bavant par les vaisseaux qui existent encore dans les lambeaux des adhérences épiploïques. Cette disposition vasculaire est favorable à l'hypothèse de la date ancienne de ces dernières.

La face externe du kyste, ou face péritonéale, doit son poli à un revêtement épithélial, dont les éléments, de forme régulièrement polygonale, présentent sur certains points de véritables stratifications, qui rendent très-apparente l'existence de l'épithélium.

Une pareille uniformité n'existe pas à la face interne du kyste.

2° Ce qui frappe tout d'abord, quand on l'examine, ce sont de larges plaques couleur de rouille qui occupent surtout la partie déclive de la poche. Ces plaques, dont quelques-unes atteignent une largeur de $0^m,06$, n'ont guère que $0^{mm},3$ et $0^{mm}6$ d'épaisseur. Elles adhèrent assez intimement au tissu sous-jacent et ne cèdent que difficilement

au raclage. La matière qui les compose se dissout dans l'é-
ther, auquel elle communique une belle couleur rouge brun;
elle colore de la même façon l'eau qu'on met en contact avec
elle, mais seulement à la longue. Traitée par l'acide acétique, elle se convertit en une sorte de bouillie gélatineuse,
facilement soluble dans l'eau.

Si l'on soumet cette substance à l'examen microscopique,
on la trouve composée : 1º de granulations très-fines, de
0,001 à 0,002, régulières, à reflets cristallins, d'un rouge
foncé, et fortement réfringentes; 2º d'hématies altérées,
isolées au milieu des granulations ou agglomérées ensemble
avec un ordre plus ou moins régulier. Ces derniers éléments
sont surtout modifiés dans leur forme ; ils sont déchiquetés,
étoilés, à prolongements denticulés. La macération dans
l'eau leur restitue à la longue leur régularité première ; ils
apparaissent avec des contours peu nets et un contenu
transparent et faiblement coloré.

3º Sur les confins de ces marbrures hématiques, se trouvent de grands espaces lisses et polis, dont l'aspect se rapproche quelque peu de celui des membranes séreuses. Ils
présentent un vernis épithélial très-incomplet, étendu par
couche mince et irrégulière. Les cellules qui le composent
sont de forme imparfaitement polygonale. Leur diamètre
est de 0,01 à 0,02. Leur contenu uniforme, obscur et gra-
nulo-graisseux, rend difficile l'étude du noyau, qu'on aper-
çoit cependant dans quelques-uns des éléments, après le
double traitement par l'acide acétique et par l'éther.

4º Ces espaces à épithélium pavimenteux sont fréquemment interrompus par des végétations pédiculées ou sessiles
qui, pour la plupart, sont d'un très-petit volume et deman-
dent à être étudiées à la loupe. Une seule d'entre elles
atteint les dimensions d'une noisette; elle est située à la
partie la plus élevée de la paroi. Toutes sont constituées :
1º par des éléments fibro-plastiques; 2º par une matière
amorphe finement granuleuse très-abondante; 3º par un

assez grand nombre de vaisseaux ; 4° à leur superficie, par quelques rares cellules pavimenteuses, ratatinées et graisseuses.

La plus grosse de ces végétations présente quelques particularités de structure. Son sommet est d'une remarquable mollesse qui permet de l'écraser aussi facilement que les amas caséeux de certains épithéliómes. Sa base présente la même composition histologique que les autres végétations ; son sommet est formé d'une quantité considérable d'hématies décolorées, de quelques débris épithéliaux, mais surtout d'une grande quantité de matière amorphe granuleuse et de corpuscules jaunâtres, identiques à ceux qui nagent au sein du liquide.

5° Enfin, à la partie supérieure et à la partie inférieure de cette face se rencontrent un petit nombre de colonnes charnues, de brides allant d'un point à un autre de la paroi ou adhérant à cette dernière dans toute leur étendue. Ces brides ressemblent assez bien à celles qu'on observe dans les vessies dites vessies à colonnes ; l'une d'elles, située à la partie inférieure, mesure 12 centimètres de longueur.

6° Le liquide que contenait cette vaste loge est visqueux, filant, onctueux au toucher, plus épais que celui évacué par la ponction, mais aussi moins fortement hématique que lui. La chaleur, l'acide nitrique, l'acide acétique le prennent en un magma gélatineux, au-dessus duquel ne surnage qu'une mince couche encore fluide. Louche et d'une teinte jaune rougeâtre, il devient opaque quand on l'agite. Si on le laisse immobile pendant longtemps, il finit par se diviser en deux couches : l'une supérieure, plus abondante, moins épaisse, mais à peine transparente ; l'autre d'une teinte foncée sousjacente à la précédente et presque uniquement composée d'éléments solides.

Le liquide tient en suspension une grande quantité de petits flocons blanchâtres, sans consistance, se dénouant par une forte agitation et donnant à la masse fluide cet aspect trouble qui lui est spécial.

Les éléments de ce liquide ne diffèrent pas par leur nature de ceux que nous avons trouvés dans celui du mois de septembre. Aujourd'hui, comme autrefois, le microscope y démontre : 1° des globules jaunâtres, granulés, sphériques, à contours réguliers, propres aux kystes ovariques ; 2° des amas d'hématosine et d'hématies à des degrés variables d'altération ; 3° une très-grande quantité de fines granulations, nageant librement dans le liquide ou agglomérées en petits flocons blanchâtres ; 4° quelques débris d'épithélium et beaucoup de graisse sous les formes de granulations ou de cristaux de cholestérine. C'est à la plus grande abondance de la matière granuleuse et des éléments graisseux, aussi bien qu'à la diminution relative des éléments sanguins, que nous paraissent dues les différences que nous constatons aujourd'hui.

B. *La seconde poche* est située à la partie inférieure de celle que nous venons de décrire. Elle lui est comme surajoutée et ne présente qu'une capacité beaucoup plus restreinte, puisqu'elle ne contenait qu'un litre et demi de liquide.

La forme est celle d'un segment de sphère dont le diamètre serait très-étendu. Elle est donc aplatie, et sa base très-large se confond insensiblement avec les parois du grand kyste.

Cette dernière mesure 32 centimètres de circonférence. L'arc le plus étendu de la poche offre 25 centimètres.

1° Sa paroi présente une face interne lisse, unie, sans végétations et sans couche épithéliale. Son épaisseur est assez uniforme et ne varie qu'entre 0,002 et 0.004.

2° Le contenu de cette seconde poche diffère essentiellement de celui de la première. Il est semi-fluide, s'échappant en masse de la loge qui le contient à la manière du blanc d'œuf. Il tient en suspension des grumeaux d'une consistance ferme et résistante, d'un blanc marbré de rouge, ayant l'aspect des amas fibrineux qu'on rencontre fréquemment dans les grandes collections purulentes des séreuses. Une faible quantité d'acide nitrique prend immédiatement en masse tremblotante ce contenu cystique; la chaleur a une action analogue.

Examinés au microscope, ils apparaissent composés de fibrine, à l'état fibrillaire sur certains points, déjà plus homogènes et plus granuleux sur certains autres, et en voie manifeste de régression pathologique. Au milieu de ces fibrilles se trouvent agglomérées des hématies plus ou moins altérées et quelques rares amas d'hématosine.

Cette poche a été traversée de part en part par le trocart, et tout le liquide du grand kyste a pu s'écouler au dehors sans qu'il sortît une seule goutte de celui qu'elle contenait. Le dernier liquide n'a pu se faire jour par le trocart, à cause de sa très-grande viscosité, et ensuite parce que les grumeaux hématiques suspendus dans son intérieur se précipitaient à l'orifice de l'instrument et empêchaient qu'il pût se déverser au dehors.

Cette poche a dû se développer avec une très-grande rapidité. L'examen minutieux qui a été fait des parois du kyste, après la ponction, serait déjà suffisant pour attester que, si elle existait alors, elle ne devait avoir qu'un très-petit volume. Ensuite, ce qui rend cette hypothèse très-admissible, c'est que la paroi de la grande loge présente dans son épaisseur deux petits foyers kystiques, dont le plus considérable a à peine les dimensions d'une noisette, et qui tous deux offrent les mêmes conditions anatomiques que la poche que nous examinons. Cette dernière était probablement à l'état rudimentaire à l'époque de la ponction, et les conditions dans lesquelles elle s'est trouvée par le fait de l'évacuation complète du kyste préexistant, ont pu aider et faciliter beaucoup son rapide développement.

La portion d'oviducte, enlevée avec le kyste, est longue

de 22 centimètres. Elle est couchée sur la tumeur, à laquelle elle adhère par une sorte de ligament péritonéal de 12 millimètres de largeur. Il est sain dans toute son étendue, quoique ses parois soient notablement hypertrophiées. Son pavillon est régulièrement frangé, sans productions kystiques; quelques franges adhèrent entre elles.

Le canal de l'oviducte est incomplètement perméable. Il est obturé en partie par l'accumulation de cellules épithéliales, coniques, à cils vibratils, qui sortent, quand on exprime l'organe entre les doigts, sous la forme de cylindres blanchâtres et caséeux, analogues à ceux qui proviennent de certains kystes dermoïdes.

Légèrement tendu, le pédicule présente une longueur de trois centimètres. Son diamètre, mesuré au-dessous de son point d'implantation, est d'un centimètre. Il est composé par le ligament de l'ovaire, par la trompe et par quelques lambeaux du péritoine du ligament large. Dans son épaisseur sont logées des artères et des veines, dont le nombre et les dimensions justifient très-bien l'activité nutritive si grande de la tumeur. Des artères, trois surtout sont importantes, et parmi elles, la plus volumineuse offre les dimensions de l'épigastrique. C'est par elle que nous avons pu pousser une injection de collodion et de vermillon, qui a pénétré au riche réseau vasculaire logé dans les parois de la grande poche. Les veines accompagnent les artères, dont elles s'éloignent cependant d'autant plus qu'on se rapproche davantage de leurs troncs les plus volumineux. Elles ont des parois épaisses et résistantes, qui les empêchent de s'affaisser complètement à la coupe; nous savons déjà qu'elles sont dépourvues de valvules.

Les parois de la tumeur présentent trois couches assez nettement distinctes. La première, la couche péritonéale, est notablement épaissie. Elle se laisse facilement détacher d'une seconde couche, couche sous-péritonéale, celluleuse, lâche, et dans laquelle circulent un très-grand nombre de vaisseaux. Au-dessous se trouve la troisième couche, couche kystique proprement dite, qui peut elle-même se diviser artificiellement en plusieurs feuillets.

Cette dernière est formée par l'hyperplasie du tissu lamineux, qui se présente sous l'aspect de faisceaux denses, résistants, entrecroisés sous des angles très-différents et sans aucune régularité. La plupart de ces faisceaux sont ondulés, faiblement striés, pâlis et gonflés par l'acide acétique. Ils contiennent, par places, beaucoup de graisse et, dans leurs interstices, une notable quantité de matière amorphe, que le précédent réactif dissout rapidement. Quelques fibres élastiques fines et un petit nombre de fibres musculaires lisses complètent cette structure. Les fibres musculaires sont moins rares dans le pédicule que dans les parois elles-mêmes.

Lyon. — Typ. d'A. Vingtrinier.